DU BÉGAIEMENT

ET DU

STRABISME,

NOUVELLES RECHERCHES,

Par le docteur Ch. PHILLIPS (de Liége),

CHEVALIER DE L'ORDRE IMPERIAL DE SAINT-STANISLAS.

PARIS.

AU BUREAU DE LA GAZETTE DES HOPITAUX
(LANCETTE FRANÇAISE),

RUE DAUPHINE, 22—24;

A BRUXELLES, A LA LIBRAIRIE ENCYCLOGRAPHIQUE;

A LIÉGE, CHEZ M. PALANTE.

—

1841.

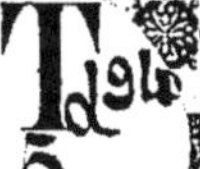

DU BÉGAIEMENT

ET

DU STRABISME.

Paris. — Imprimerie de Béthune et Plon, rue de Vaugirard, 36.

DU BÉGAIEMENT

ET DU

STRABISME,

NOUVELLES RECHERCHES.

Par le docteur Ch. PHILLIPS (de Liége),

CHEVALIER DE L'ORDRE IMPÉRIAL DE SAINT-STANISLAS

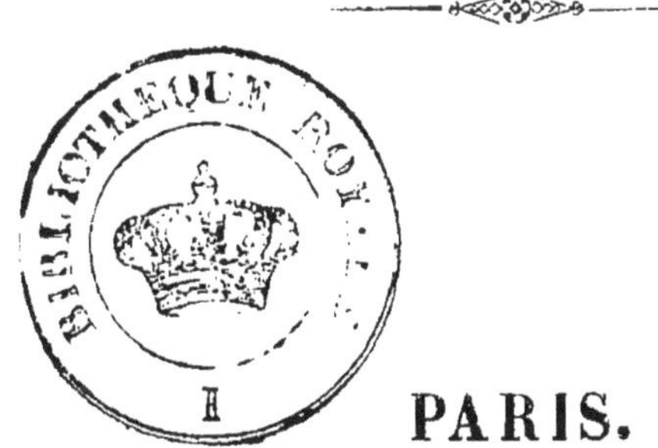

PARIS.

AU BUREAU DE LA GAZETTE DES HOPITAUX
(LANCETTE FRANÇAISE),

RUE DAUPHINE, 22—24;

A BRUXÈLLES, A LA LIBRAIRIE ENCYCLOGRAPHIQUE;

A LIÉGE, CHEZ M. PALANTE.

1841.

Depuis quelque temps les opérations faites pour guérir le strabisme et le bégaiement sont en grande faveur à Paris. Tous les jours les journaux de médecine nous apprennent les noms de nouveaux inventeurs, de sorte que ce sera bientôt une chose difficile de bien connaître les véritables auteurs de ces diverses méthodes. J'ai pensé qu'il serait utile de préciser les dates des publications afin que chacun reprit la place qui lui appartient dans l'histoire de ces opérations; et, pour ne pas être accusé d'interprétation plus ou moins exacte, j'ai rapporté le texte même des auteurs.

DU

BÉGAIEMENT

ET

DU STRABISME.

La première opération faite par Dieffenbach pour guérir le strabisme a été pratiquée le 26 octobre 1839. Depuis cette époque, un nombre considérable de faits a établi la valeur de cette nouvelle conquête. Lorsque l'on eut connaissance des premiers succès obtenus à Berlin, il s'éleva une opposition que l'on ne peut expliquer, et dont les chefs principaux rougissent aujourd'hui.

Aux attaques violentes, aux dénégations injurieuses ont succédé des prétentions à la priorité qu'il n'est pas sans intérêt de faire connaître. Elles sont de deux espèces, les unes reposent sur de simples assertions, les autres sont basées sur des documents acquis à la science.

C'est d'abord M. Carron du Villards qui a écrit dans le Bulletin de thérapeutique une lettre par laquelle il réclame la priorité de cette opération. A l'époque où il rapporte ce fait, il n'avait encore rien publié sur cette matière. On ignorait donc entièrement l'opération pratiquée par M. Carron. M. Jules Guérin dit aussi *avoir eu l'idée* de cette opération. C'est possible, mais les preuves qu'il donne ne nous semblent pas avoir une grande va-

1.

leur; on pourra les apprécier, puisque je les expose textuellement.

Dieffenbach écrivit sa première lettre à l'Institut, en
février 1840. On accorda peu d'importance à cette première communication. Peu de temps après, une seconde
lettre annonça à l'Institut un grand nombre de succès ;
dès ce moment l'attention des chirurgiens fut éveillée, et
M. Guérin commença ses réclamations. Il cite, comme
une preuve à l'appui de sa prétention, la proposition
qu'il fit à M. le docteur Pinel de le guérir d'un strabisme : il est vrai que M. Guérin a dit à M. Pinel qu'il
le guérirait ; mais, lorsque M. Pinel lui a demandé quel
moyen serait employé, M. Guérin n'a rien répondu (1). Il
se trompe donc quand il dit qu'à cette époque il a pro-
posé à M. Pinel la division du muscle comme moyen
curatif. Il cite aussi « des écrits récemment publiés sur
» la matière, qui indiquent ce point de départ de la
» méthode ; » mais l'ouvrage de M. Crommelink, dont
veut parler M. Guérin, a paru après sa réclamation, et
M. Crommelink a rapporté cette pièce, en l'acceptant
sans contrôle. M. Cunier dit en parlant de M. Guérin :
« Malheureusement il s'est contenté de parler, il n'a pas
» écrit ; d'autres se sont emparés de son idée, l'ont for-
» mulée, et abandonnant la section sous-conjonctivale,
» ils lui ont substitué la dissection. »

M. Cunier a commis une erreur dans cette époque
de l'histoire du strabisme, quand il a écrit ce passage :
il n'était nullement question alors de la méthode sous-
conjonctivale ; la première communication en a été faite

____

(1) Au besoin M. Pinel certifiera ce fait.

à l'Institut, le 26 octobre 1840, par une lettre de M. Guérin.

M. Cunier a cru aussi avoir des droits à la priorité. Le 15 octobre 1839, il a publié dans son journal d'oculistique la traduction du procédé de Stromeyer. Il a pratiqué l'opération, pour la première fois, le 29 octobre. Quelques jours après, son journal d'oculistique a paru sans faire part aux praticiens de cette opération nouvelle ; c'est ce qui a laissé quelque défaveur sur son assertion. Cette erreur vient d'être rectifiée par une lettre que M. Cunier adresse au rédacteur de la *Gazette médicale ;* voici le texte :

« J'ai falsifié, dit M. Dieffenbach, la date de la publication du résultat de sa première opération ; or, il faut que vous sachiez que je n'ai eu connaissance de l'article de la *Gazette médicale de Berlin* que par une copie qui m'a été envoyée comme extraite du n° 51 de ce journal : ce n° 51 correspond comme pour votre gazette à la cinquante-unième semaine de l'année ; donc au mois de décembre et non au mois de novembre. Il y aura sans doute eu erreur dans la citation du numéro, et cette erreur a fait que je me suis trompé dans la fixation de la date, que je croyais d'autant plus devoir être portée au mois de décembre, que M. Verhaeghen, opéré par Dieffenbach, écrivait de Berlin à la Société des sciences naturelles de Bruges : Le premier essai a eu lieu en décembre. »

M. Cunier rapporte dans sa brochure une lettre du docteur M., qui demande aussi pour M. Gensoul, etc., une petite part de priorité. Je ne conteste pas les titres de M. Gensoul, il est possible que cet habile opérateur ait fait des essais sur le cadavre, de même que Stromeyer; mais ce ne sont en dernière analyse que des essais, et non pas une application sur le vivant. Et en supposant que M. Gensoul eût communiqué à Dieffenbach le résultat de ses recherches, qu'en eût retiré Dieffenbach de plus utile que de la publication de Stromeyer?

M. Gensoul a fait son voyage à Berlin quatre mois après la publication du livre de Stromeyer. La note B de la brochure de M. Cunier n'a donc pas de valeur, car Dieffenbach a connu le livre aussitôt après sa publication, par conséquent quatre mois avant le voyage de M. Gensoul.

Je résume en peu de mots ces diverses prétentions qui ont surgi après coup, lorsque les succès ont été proclamés de toute part.

Il est à regretter que M. Carron du Villards ait fait un mystère de l'idée qu'il avait alors de vouloir guérir le strabisme par une opération, cette idée présentée après la publication des succès de Dieffenbach ne peut plus avoir d'importance dans l'histoire de cette opération.

M. Guérin s'est abusé en se croyant l'inventeur de cette nouvelle opération; M. Guérin est, comme l'a écrit M. Velpeau, plus dominé par le besoin d'expliquer ou de généraliser, que de se tenir au courant des faits connus, il se croit facilement inventeur de méthodes et de procédés qu'il a à peine modifiés. Le rôle de M. Guérin ne commence pas encore dans l'histoire de cette opération, il n'a aucun titre pour revendiquer une part de cette invention.

Quant à M. Cunier, il doit facilement se consoler. D'ailleurs quelle importance peut-il attacher à l'honneur d'une priorité qui *pourrait devenir embarrassante pour lui!!!*

Les prétentions que nous venons d'examiner ne reposent sur aucune base solide ; passons à des titres plus sérieux.

En 1838, Stromeyer a fait connaître la possibilité de guérir le strabisme en coupant dans l'orbite les muscles contractés. Voici la description de son procédé :

« On fait fermer l'œil sain, et l'on recommande au malade de porter l'œil affecté le plus possible en dehors de la direction vicieuse qu'il occupe. Si le strabisme a lieu en dedans, on enfonce alors dans le bord interne de la conjonctive oculaire une érigne fine que l'on confie à un aide intelligent, qui s'en sert pour tirer l'œil en dehors ; la conjonctive ayant été soulevée à l'aide d'une pince, on la divise au moyen d'un couteau à cataracte, par une incision pratiquée dans l'angle interne ; la traction en dehors est augmentée jusqu'à ce qu'apparaisse le muscle droit interne ; un stylet fin est passé sous ce dernier, qui est divisé à l'aide de ciseaux courbes ou avec le couteau qui a servi à ouvrir la conjonctive. Aussitôt après l'opération, on fera pratiquer des fomentations froides, et on administrera une potion opiacée. Il faudra avoir soin de continuer pendant quelque temps à tenir l'œil bien fermé, afin que l'exercice ait le temps de rétablir le mouvement normal de l'œil opéré. La pratique orthopédique prouve qu'il suffit de diviser un muscle pour faire cesser le spasme dont il était affecté, et le rendre apte à reprendre ses fonctions ; quant à l'opération qui vient d'être décrite, elle ne saurait être plus dangereuse que la plupart des extirpations de tumeurs enkystées qui compromettent rarement l'œil. »

La description de ce procédé ne fit aucune sensation dans le monde médical ; quelques journaux le reproduisirent sans aucune réflexion ni critique, et on ne lui accorda aucune importance, parce qu'en effet elle était insuffisante, comme nous allons le voir. Peu de temps après, Pauli, chirurgien de Landau, voulut exécuter le procédé de Stromeyer (1). Il s'agissait d'une jeune fille de quatorze ans qui louchait des deux yeux : « La mère » de la jeune personne, avertie de la possibilité d'une » guérison, en fut transportée de joie ; mais, malgré la » plus grande fermeté de la part de la jeune fille, il fut » impossible de fixer l'œil en le tenant par la conjonctive. » Lorsque j'approchai le couteau, dit Pauli, l'œil se pré- » cipita en bas, en déchirant la muqueuse retenue par » des pinces. »

Après avoir étanché le sang, Pauli fit deux nouveaux essais qui furent aussi malheureux que le premier. Il dut remettre l'opération à un autre moment, afin de ne pas provoquer une trop vive inflammation. Si on ne parvient pas à fixer l'œil en le tenant par la conjonctive, ce chirurgien donne le conseil de le piquer avec une aiguille à cataracte.

Le 26 octobre 1839, Dieffenbach fit pour la première fois cette brillante opération qui a été la source où sont venus puiser tant d'opérateurs.

---

(1) Annales pour la médecine étrangère, t. XXIV ; 1839.

MÉTHODE OPÉRATOIRE DE DIEFFENBACH.

Le malade doit être placé sur une chaise assez élevée, pour que l'opérateur, étant assis, puisse tenir les mains vis-à-vis des yeux de l'opéré, sans trop lever les bras.

Un aide est chargé de tenir la tête de l'opéré et de soulever la paupière supérieure : il ne doit s'occuper d'aucune autre partie de l'opération. Cette tâche est déjà assez difficile, car si l'on opère des enfants, souvent très-indociles, il faut une extrême attention pour suivre leurs mouvements et pour conserver la position donnée à la paupière.

Si l'aide l'abandonne, l'opération la mieux commencée peut échouer; il est quelquefois très-difficile de relever cette paupière, parce que l'instrument, arrêté par les crochets plantés dans la conjonctive, ne peut être mis en mouvement sans déplacer les *érignes;* alors l'œil est tiraillé dans des sens différents, et les mouvements rapides et multipliés du globe de l'œil finissent quelquefois par détacher les crochets: il faut alors tout recommencer.

Un deuxième aide se place devant le malade : il est chargé de tenir la paupière inférieure en bas, avec une double *érigne mousse*, et, pour ne pas gêner l'opérateur, il doit se mettre à genoux, aux pieds de l'opéré.

Un troisième aide, placé vis-à-vis de l'opérateur et à côté du malade, doit tenir les crochets implantés dans l'œil afin d'écarter les lambeaux de la membrane muqueuse; il doit aussi avoir de petits morceaux d'éponge placés dans des pinces, afin d'enlever le sang à mesure qu'il s'écoule dans la plaie.

Le quatrième aide se place derrière le chirurgien : il doit prendre et donner les instruments lorsque l'opérateur en a besoin.

Les instruments sont les suivants :

Une petite érigne simple, pour fixer le globe de l'œil;

Une petite érigne double, pour soulever le lambeau de la *membrane muqueuse*;

Un petit bistouri droit pour ouvrir la conjonctive;

Des ciseaux recourbés pour continuer la dissection;

Des ciseaux courbés sur le plat pour enlever les petites *franges de muqueuses* qui restent attachées au globe de l'œil;

Des pinces fermées et tenant de petits morceaux d'éponge pour étancher le sang. Les paupières doivent être largement écartées, la supérieure par un élévateur ordinaire, et l'inférieure est abaissée par une érigne double.

Quand tout cet appareil est préparé, et quand les aides sont convenablement placés, on procède à l'opération de la manière suivante.

OPÉRATION.

On doit enfoncer brusquement un petit crochet dans l'angle où l'œil est caché. On soulève avec cet instrument la conjonctive qui sert à ramener l'œil au dehors. Ensuite on place sur la paupière inférieure une large érigne double afin de l'abaisser, et on la confie à un aide qui doit la tenir sans faire aucun mouvement. L'aide placé derrière le malade glisse l'élévateur sous la paupière supérieure afin de la relever, et l'opérateur accroche la muqueuse scléroticale avec une petite érigne dont il s'est servi pour commencer l'opération.

Entre les deux petites érignes qui soulèvent la muqueuse on fait une petite incision avec le bistouri; alors les érignes tirées dans des directions opposées forment un sac *profond de membrane muqueuse* dans le fond duquel on voit la sclérotique. L'ouverture de ce sac est agrandie avec des petits ciseaux recourbés, et, lorsque la plaie est assez grande, on peut commencer les recherches pour découvrir le muscle contracté. En tirant l'érigne sur le globe de l'œil, on voit, vaguement il est vrai, une petite bandelette aplatie et écrasant un peu la sclérotique.

C'est dans cette dépression qu'il faut plonger le crochet pour saisir le muscle : on achève la dissection avec les petits ciseaux, et ensuite on soulève le muscle. C'est dans ce moment qu'il faut passer la curette entre le globe de l'œil et le muscle, afin de le détacher dans toute sa longueur des brides celluleuses qui pourraient encore le retenir.

Lorsque, par les mouvements de la curette, on a acquis la certitude du débridement total du muscle, on fait passer entre ce dernier et la sclérotique de petits ciseaux recourbés avec lesquels on le coupe en travers. L'œil vient se placer dans le centre des paupières, et l'on achève l'opération en enlevant avec précaution toutes les érignes qui ont servi à rendre l'œil immobile.

Il est très-important d'attaquer hardiment le premier temps de cette opération; la plus petite hésitation en implantant le premier crochet peut en compromettre le succès. S'il n'a pas été placé précisément sur l'attache du muscle, on se livrera à des recherches qui provoqueront une grande inflammation, et l'on peut même ne pas le trouver, ou bien on peut le couper sans le savoir. Si l'on ne réussit pas à implanter de suite l'érigne, les muscles de l'œil se contractent avec violence, et le globe est mis en mouvement dans tous les sens; les paupières se ferment, et il vaut mieux alors ajourner l'opération que s'obstiner à lutter contre ces obstacles.

La situation des malades, après cette opération, varie suivant la plus ou moins grande déviation de l'œil.

Lorsque le strabisme n'est pas fort, la plaie faite à la muqueuse est petite, et ordinairement elle se cicatrise en quatre ou cinq jours et presque sans inflammation. Si l'œil est fortement attiré en dedans, la plaie faite à la conjonctive est très-grande, le globe de l'œil est disséqué sur la moitié de son étendue. L'hémorrhagie, assez abondante dans ce cas, rend l'opération plus difficile, et l'inflammation qui en est la suite débute avec quelque violence.

Les compresses froides, qui suffisent pour arrêter l'inflammation dans le premier cas, sont impuissantes dans le second; il faut mettre le malade au lit; il faut faire pratiquer une saignée, quelques applications de sangsues à la tempe, et continuer nuit et jour l'emploi des compresses froides.

Les malades doivent se soumettre à la diète la plus sévère; ils doivent tenir l'œil fermé, et il faut fermer les rideaux de l'appartement afin qu'une trop vive lumière ne vienne pas exciter l'organe opéré.

Il est très-utile de compléter le traitement par quelques laxatifs et par le *calomel*, dont on augmente la quantité, si l'inflammation se montre rebelle.

Les trois ou quatre premiers jours qui suivent l'opération, le côté de l'œil qui a été opéré reste rouge. Quelques filaments de membrane muqueuse et de tissu cellulaire fatiguent quelquefois les malades par l'irritation qu'ils produisent ; ils agissent comme des corps étrangers, il faut les couper, et la gêne cesse aussitôt.

Ces premiers jours passés, on remplace l'eau froide par l'eau de plomb, et la rougeur pâlit bientôt.

C'est à cette époque que les bourgeons muqueux commencent à pousser, principalement chez ceux qui ont eu l'œil très-dévié.

Ces bourgeons sont blancs, quelquefois rosés ; ils se lèvent sur un fond rouge ; lorsqu'on veut les prendre avec des pinces, ils échappent aux mors, et la moindre traction les déchire.

Il est cependant indispensable de les enlever, car ils grandissent avec rapidité. On fait asseoir le malade comme pour pratiquer la première opération; un aide écarte les deux paupières avec les doigts, et l'opérateur fait passer à travers le bourgeon une très-fine érigne qu'il ne doit pas tirailler, car le plus petit mouvement ferait déchirer les tissus du bourgeon; en la maintenant droite, il peut faire passer des petits ciseaux recourbés sur le plat entre l'érigne et la sclérotique, et d'un coup il peut emporter le bourgeon tout entier.

L'hémorrhagie qui suit cette petite opération est presque toujours abondante; souvent même elle rend cette opération difficile, surtout chez les enfants, parce que ces bourgeons gorgés de sang se laissent déchirer par le plus léger attouchement. On fait aussitôt laver l'œil avec de l'eau tiède que l'on remplace par l'eau de plomb, et, deux ou trois jours après, il ne reste plus de traces de l'opération.

Dans le mois de février 1840, M. Dieffenbach fit de nouveau cette opération, et écrivit une lettre à l'Institut de France, qui accueillit cette communication avec une indifférence que l'on ne comprend guère aujourd'hui. Dans le mois de mars, il écrivit à M. Guérin, en lui envoyant un travail sur la section des tendons, avec demande de l'insérer dans la *Gazette médicale;* ce travail ne parut pas. Enfin, dans les derniers jours du mois d'avril, Dieffenbach fit une nouvelle communication à l'Institut; et M. Guérin crut alors devoir rompre le silence, et réclamer la priorité, en reproduisant une phrase que tout le monde connaît à présent : « *Je l'avais dit dans mes conférences* (1).

______

(1) Au point où la question est arrivée, M. Guérin ne peut plus se contenter de cette phrase banale, stéréotypée, qu'il produit sans cesse partout et pour tout : Il faut des preuves pour nous convaincre « qu'il l'a dit dans ses conférences ! » Dans un travail sur le torticolis, qui paraîtra incessamment, nous verrons des assertions de M. Guérin, « dites dans ses conférences, » à une époque où ses conférences n'existaient pas encore! Il ne faut pas oublier que l'ouvrage de Stromeyer, dans lequel il est fait mention du strabisme, a paru long-temps avant l'établissement des conférences de M. Guérin.

Il écrivit à l'Institut une lettre qui contenait la description du procédé suivant :

« Au lieu de diviser couche par couche la portion de la conjonctive oculaire qui recouvre les muscles, je la détache de la sclérotique et la soulève avec une pince à mors larges, jusqu'à ce que le muscle soit mis à découvert. Celui-ci étant divisé avec des ciseaux courbes, je remets en place la portion détachée de la conjonctive; en recouvrant la plaie, elle empêche l'air d'y pénétrer et lui procure les avantages des plaies sous-cutanées. L'expérience a confirmé les prévisions de la théorie : dans les quatre opérations que j'ai faites, il n'y a eu aucun vestige d'inflammation suppurative.

» Les résultats de l'opération ont été très-satisfaisants, mais non aussi immédiatement avantageux que l'a observé M. Dieffenbach. Dans un seul cas, il y a eu redressement complet et instantané de l'œil ; dans les autres, il n'y a eu qu'amélioration. Cette circonstance m'a paru être la conséquence naturelle de la véritable origine du strabisme. Tantôt la déviation de l'œil est primitivement musculaire, et le produit de la rétraction spasmodique d'un seul muscle; tantôt la rétraction n'est que consécutive, ou bien primitive encore, mais elle a atteint simultanément plusieurs muscles. On conçoit que, dans ces différents cas, le résultat de l'opération soit modifié par la nature et la distribution multiple des causes auxquelles elle s'adresse. »

On voit que M. Guérin n'avait pas obtenu des résultats *aussi immédiatement avantageux* que ceux de M. Dieffenbach; il les regarde cependant comme très-satisfaisants! M. Guérin n'est pas difficile à satisfaire, lorsqu'il s'agit de faits qui lui appartiennent.

M. Roux fit, à cette époque, deux opérations qui n'eurent pas de succès : Ces deux faits, dit-il, ne prouvent rien; « s'il fallait même absolument en tirer une consé-quence, M. Roux trouve qu'ils déposeraient plutôt contre la méthode de Dieffenbach que pour cette méthode. C'est aussi la conséquence qu'il tirerait volontiers, pour le mo-ment actuel, des quatre cas communiqués par M. J. Guérin. Il croit pareillement qu'en recommandant d'enlever un lam-beau de la conjonctive, et de le replacer après la section du muscle, M. Guérin propose un procédé minutieux, plus capable d'augmenter les dangers que de les prévenir ; car ici le mieux est assurément d'arriver au muscle qu'on veut di-viser, par la voie la plus courte, et d'inciser, dans la moindre étendue possible, la membrane conjonctive, dont on a à redouter l'inflammation, bien plus que celle des parties qui lui sont sous-jacentes. »

Dans le mois de juillet j'écrivis à l'Institut, pour faire connaître quelques observations physiologiques que j'avais faites pendant les opérations de strabisme. J'énumérais en même temps les diverses opérations que j'avais pratiquées à Saint-Pétersbourg.

M. Sédillot fit imprimer dans la *Gazette des Hôpitaux* une longue leçon contenant des réflexions sceptiques sur les faits que j'avais publiés. M. Sédillot avait fait alors une seule opération, dont le résultat n'était qu'un demi-succès, comme il le dit lui-même.

Peu de temps après, M. Velpeau imagina un procédé que nous décrirons plus tard, et dont il n'eut pas à se louer, car sur sept opérés il réussit une seule fois. Voici ses propres paroles.

Académie de médecine. — (*Séance du 22 décembre.*)

Strabisme. A l'occasion du procès-verbal, M. Velpeau prend la parole pour rectifier ce qu'il avait dit dans la dernière séance concernant le strabisme. J'ai, dit-il, parlé de sept individus que j'avais opérés, et dont un a guéri tout à fait et d'une manière durable : les six autres n'ont été guéris que pendant quelques semaines seulement ; au bout de ce temps, l'œil a commencé à se tourner en dedans, et le strabisme a fini par se reproduire en partie, de sorte qu'ils n'ont éprouvé qu'une légère amélioration. Je tiens à rectifier ce fait, car on avait mal saisi ce que j'avais dit ; je n'ai pas voulu par là blâmer l'opération en elle-même.

Dans un concours qui eut lieu à la Faculté de médecine pour la chaire de médecine opératoire, M. Robert eut à traiter la question de la myotomie. Il a dit en chaire, qu'il ne croyait pas aux faits venant de l'étranger, puisqu'à Paris, on n'avait pas eu les mêmes succès, et il a cité à l'appui de son assertion la pratique de M. Velpeau « qui a simplifié et perfectionné, selon M. Robert, la méthode de Dieffenbach. » C'est peut-être une galanterie que M. Robert, concurrent, a faite à M. Velpeau, juge de ce concours. Pour établir une comparaison, il faut connaître les deux objets que l'on veut comparer, et M. Robert ne connaissait, à l'époque où il fit cette leçon, que le procédé de M. Velpeau, par la raison que celui de Dieffenbach était encore inédit.

Enfin M. Baudens fit une opération à un militaire à l'hôpital du Gros-Caillou ; cette opération n'eut pas de résultat heureux. Le malade fut examiné par M. le docteur Rigal (de Gayac), qui fit observer à M. Baudens que ce malade

2

louchait encore. **M. Baudens** publia néanmoins une leçon remplie d'attaques dirigées contre les membres de l'Académie qui avaient mis en doute les résultats de cette opération.

Je dois ajouter que **M. Amussat** avait fait une opération de ce genre au docteur Chuster, et qu'il avait complétement échoué; ce qui le rendait peu partisan de cette opération. Voilà où en était la question du strabisme, le 15 novembre 1840. Le 29 novembre, j'invitai à assister à quelques-unes de ces opérations, **MM.** Baudens, Amussat, Lucien Boyer, qui se trouvèrent au rendez-vous. Lorsque les opérations furent achevées, ils avouèrent qu'ils comprenaient enfin pourquoi jusqu'à ce jour ils ne pouvaient compter que des revers; et ils attribuèrent avec raison les succès constants de cette opération à l'usage que je faisais du crochet mousse de Dieffenbach, pour aller à la recherche du muscle contracté. Ces aveux eurent pour témoins **MM.** Lisfranc, Lallemand (de Montpellier), Otto (de Copenhague), Rigal (de Gayac), Pinel-Grandchamp, etc.

Quel ne fut pas l'étonnement de tous ces chirurgiens lorsqu'ils entendirent **M.** Baudens démontrer à l'Académie les avantages du crochet mousse qu'il venait d'inventer, et qui lui permettait de montrer à l'Académie deux malades opérés avec succès (1)!

----

(1) Ce qui prouve que **M.** Baudens ne connaissait pas le crochet mousse avant le 26 novembre, c'est la leçon qu'il a publiée à cette époque. Voici textuellement la description de son opération :

« Notre malade ayant été disposé comme dans le procédé de **M.** Dieffenbach, les paupières écartées avec l'élévateur de Pellier et l'abaisseur de **M.** Charrière, j'implante dans l'épaisseur de la caroncule une petite érigne à crochets doubles et coniques.

MM. Amussat et Lucien Boyer ne tardèrent pas aussi à rechercher l'occasion de pratiquer cette opération, et peu de temps après, ils présentèrent à l'Institut une note sur le strabisme, contenant plusieurs propositions, en oubliant de dire à qui ils les avaient empruntées.

En portant l'érigne sur la caroncule et sur les tissus fibreux qui la doublent, nous évitons d'agir, comme dans les autres modes opératoires, sur la sclérotique, qu'un aide maladroit pourrait traverser de part en part. Cette traction, exercée sur l'angle externe ou oculaire de la caroncule, amène la tension des parties qui la constituent, et je vois en saillie une corde tendineuse que j'incise immédiatement de haut en bas, dans une étendue de cinq à six lignes, avec un petit bistouri. Si les tissus aponévrotiques sous-muqueux n'ont pas été coupés du premier coup, je reporte sur eux l'instrument en m'aidant d'une petite pince à dissection. Un aide éponge doucement la plaie, et on aperçoit la gaîne aponévrotique du muscle. Cette gaîne est ouverte de la même manière que les tissus précédents, et quand les bords du muscle sont bien apparents, j'engage sous le bord inférieur, et avec de petits mouvements latéraux, une érigne-bistouri ; cette érigne-bistouri est tout simplement une érigne qui, en petit, représente assez bien l'aiguille à ligature artérielle de Deschamps, quant à sa disposition et à sa forme. »

(Gazette des Hôpitaux.)

MÉTHODES ET PROCÉDÉS OPÉRATOIRES.

Cet aperçu historique prouve avec quelle légèreté quelques chirurgiens de Paris ont jugé l'opération de Dieffenbach. M. Roux, le premier, l'a combattue. Il s'est trompé sur la production des phénomènes visuels dans l'état du strabisme : il a pris pour cause ce qui n'est qu'un effet. Voici ses paroles :

« Il est évident qu'on ne peut appeler guérie une personne louche, par cela seul que l'œil peut reprendre sa direction normale aussitôt après l'opération. L'œil louche est toujours plus faible que l'autre ; il ne devient pas plus clairvoyant par le redressement. La faiblesse visuelle persistant de ce côté rend l'organe inutile comme auparavant, et il finit à la longue par se tourner en dedans, et l'opération reste tout à fait inutile. On ne peut donc pas donner comme guéris des individus opérés depuis peu, uniquement parce qu'ils ont paru pouvoir redresser leur organe ; il faut voir ce que ces individus deviendront six mois, un an plus tard. Or, j'affirme, d'après mon expérience, que l'opération devient tout à fait inutile et que le strabisme récidive. La difficulté, je le répète, n'est pas dans l'opération qui en elle-même est très-peu de chose, mais bien dans les moyens propres à égaliser le degré de la faculté visuelle des deux organes. »

On peut juger, en lisant ce texte, combien étaient fausses les idées de M. Roux, dans la question que nous traitons.

Ce qui est bien remarquable, c'est que les quelques hommes (excepté M. Roux cependant) qui avaient été si hostiles à cette opération, en sont devenus les partisans fanatiques. Quelques-uns même méconnaissent les droits de ceux qui ont le plus contribué à la rendre populaire; et dans leur ardent amour de propagande, ils s'en proclament les inventeurs !

M. Baudens a fait insérer dans la *Gazette des Hôpitaux* une leçon qui portait pour titre : « Résultat de plus de qua- » rante opérations de strabisme, faites par la méthode du » docteur Baudens, sans un seul insuccès (1). »

Voici comment M. Baudens opère d'après la méthode qu'il *a créée*, et qu'il met à exécution avec de si brillants succès!

« La personne qui doit être opérée est assise sur un tabouret élevé ; un bandeau masque l'œil sain, afin que l'œil strabique puisse se porter facilement en dedans ou en dehors, selon l'espèce de strabisme.

» L'opérateur, placé en face, relève la paupière supérieure avec l'élévateur de Pellier, et le confie à un aide qui, placé derrière le patient, lui soutient en même temps la tête qu'il appuie sur sa poitrine. L'opérateur place sur la paupière inférieure l'abaisseur de M. Charrière, et le confie à un aide situé de côté. On recommande au louche de regarder le plus possible du côté opposé à la déviation ; en dehors si le strabisme est convergent ; et dans ce moment l'opérateur implante, dans l'angle de réflexion palpébrooculaire de la conjonctive, une petite érigne à un seul cro-

---

(1) On est étonné, en lisant les journaux de médecine de Paris, de voir un aussi grand nombre de professeurs. Lorsqu'on veut aller les entendre, on est bien plus étonné d'apprendre que ces messieurs ne professent pas, qu'ils n'ont ni amphithéâtre ni élèves, et que ces leçons, publiées dans les journaux, sont écrites dans le cabinet par ces messieurs eux-mêmes. Retranchés derrière une initiale quelconque, ils se nomment grands chirurgiens, illustres opérateurs, etc., etc.

chet, en ayant soin de ne pas se borner à harponner cette
membrane, mais à saisir en arrière et en dedans une quantité notable des tissus fibreux qui doublent cette toile. Si
vous ne prenez que la muqueuse, dit M. Baudens, le globe
oculaire conserve trop de mobilité, et comme cette membrane est unie par un tissu cellulaire fort lâche et fort
extensible à la sclérotique, il en résulte que pendant l'opération elle rompt ses faibles adhérences et vient dédoubler
la sclérotique jusqu'à la cornée. Quand il n'en résulterait
d'autre inconvénient que de donner à la surface traumati-
que une plus grande étendue, et partant plus d'inflammation, il faudrait l'éviter, et on y parvient aisément en suivant notre conseil.

» Si l'on opère un strabisme convergent droit, l'opérateur
saisit l'érigne de la main gauche, et il la confie à un aide
s'il opère à gauche. On fait effort sur l'érigne, et une corde
transversalement étendue se dessine dans l'angle interne de
l'orbite. Cette corde peut être divisée par un coup de ciseaux, par le bistouri droit, d'avant en arrière, ou un
petit bistouri courbe d'arrière en avant, en la traversant à
sa base. Après avoir essayé des trois moyens, M. Baudens,
out en conseillant les deux premiers aux opérateurs novices,
préfère le troisième.

» Cette corde doit être incisée à une ligne en dedans de
l'implantation de l'érigne. Ce temps opératoire est si rapide,
que le sang n'étant pas venu masquer encore le fond de
la plaie, on y aperçoit distinctement les fibres charnues du
muscle.

» M. Baudens saisit alors l'instrument qu'il a imaginé et
qu'il appelle crochet bistouri : ce crochet bistouri ressemble parfaitement, mais en miniature, par sa forme à l'ai-

guille à ligature artérielle de Deschamps. A deux lignes de son extrémité, qui est mousse et ne permet pas de blesser le globe oculaire, commence le tranchant d'un bistouri étroit, lequel embrasse en grande partie la courbure du crochet.

» Porté au fond de la plaie, cet instrument ramasse à coup sûr le muscle strabique et le coupe du même coup près de son insertion au globe oculaire, en y comprenant le plus possible de sa gaîne aponévrotique ; on reporte l'instrument dans le fond de la plaie et on ramasse les fibres qui auraient pu échapper à la première recherche.

» L'opération est terminée. Mais M. Baudens ne s'en tient pas là, il lui faut une dernière démonstration mathématique ; la portion musculaire attachée au globe oculaire, saisie dans une érigne à double crochet, est portée en dehors ; il étudie la section du muscle, et, portant sur ses angles une attention toute spéciale, il débride ses angles avec de petits ciseaux mousses et courbes ; il s'assure qu'il ne reste aucune bride soit charnue, soit aponévrotique. Et quand cette conviction est acquise, il emporte d'un coup de ciseaux les parties saisies dans l'érigne pour rendre plus nettes les lèvres de la plaie du côté du globe de l'œil.

» Ce dernier temps opératoire, auquel M. Baudens ne manque jamais, allonge un peu l'opération qui, sans lui, serait faite en moins d'une minute ; mais il est essentiel pour éviter les récidives, et comme le muscle sur lequel on agit a déjà été coupé, il jouit de peu de sensibilité ; aussi les dernières investigations sont-elles fort peu douloureuses. »

Le traitement consécutif est le même que celui employé par Dieffenbach.

PROCÉDÉ DE M. VELPEAU (1).

Le malade étant mis et maintenu en position comme il a été dit d'autre part, les paupières ont été écartées au moyen de l'élévateur de Pellier et d'un crochet pour abaisser, mais qui, au lieu d'être placés sur le bord muqueux des paupières ou en dedans d'elles, comme on le fait ordinairement, l'ont été sur leur bord cutané au point d'implantation du cil et sur la peau, immédiatement avant sa jonction avec la muqueuse oculaire. M. Velpeau a remarqué qu'en appuyant ainsi l'instrument sur la peau et non sur la muqueuse, on épargnait au malade un sentiment de gêne excessive, et qu'on parvenait tout aussi facilement à maintenir les paupières parfaitement écartées ; ces deux crochets ont été remis entre les mains d'un aide, après quoi, l'œil étant porté par le malade autant que possible en avant et en dehors, M. Velpeau a enfoncé tout-à-fait en dedans, vers le point le plus rapproché de la caroncule lacrymale, une érigne à crochets doubles et courts qui ont pénétré dans l'épaisseur de la conjonctive et de la sclérotique pour faire tourner le globe oculaire en dehors. Cette érigne étant confiée à un second aide, l'opérateur en a pris une seconde de la main gauche ; mais celle-ci, simple, a été dirigée en contournant le globe oculaire d'abord horizontalement au-dessus du muscle à inciser ; puis, par un mouvement de bascule de bas en haut, le crochet a été abaissé verticalement et en arrière du muscle sans avoir traversé autre chose

____

(1) *Gazette des Hôpitaux*, 17 septembre 1840.

que le point de conjonctive qui lui a donné passage ; alors l'érigne tirée doucement en avant y a amené le muscle recouvert de la conjonctive en forme d'anse, et au moyen d'un petit bistouri étroit, concave sur son tranchant et de la forme d'une serpette allongée, lequel a été glissé entre l'œil et l'érigne que tenait toujours la main gauche. Guidant alors le bistouri sur cette érigne, M. Velpeau l'a retiré en coupant de haut en bas et d'arrière en avant, et a ainsi divisé transversalement le muscle droit interne et la conjonctive par une seule incision qui a eu pour toute étendue une ligne égale à la hauteur du muscle et à l'épaisseur de l'instrument.

PROCÉDÉ DE M. FERRALL (1).

La patiente a été placée sur un sopha, l'œil gauche tourné du côté de la lumière. Un aide relève la paupière supérieure à l'aide d'un spéculum, un autre aide abaisse la paupière inférieure avec un doigt. La caroncule lacrymale est poussée en dedans à l'aide d'une très-petite érigne double. Aucun moyen n'est employé pour tirer l'œil en dehors. L'opérateur saisit alors avec des pinces un petit point de la conjonctive, à quelques lignes de la cornée, qu'il relève et divise d'un seul coup de petits ciseaux angulaires. C'est là le premier temps de l'opération. On ôte alors les instruments et on laisse l'œil se reposer.

Après quelques secondes, on écarte de nouveau les paupières, l'opérateur engage une petite érigne mousse entre

____

(1) *Gazette des Hôpitaux*, 17 septembre 1840.

les lèvres de la petite plaie de la conjonctive, et accroche par là le tendon du muscle droit interne : c'est le second temps de l'opération. Alors une lame de ciseaux angulaires est glissée sous le muscle, et celui-ci a été coupé à l'endroit de son adhérence à la sclérotique. L'opération a été terminée par là en un instant. On laisse reposer l'organe, on ouvre alors les paupières, et les deux yeux paraissent parallèles; la femme peut tourner l'œil opéré en dehors, et déclare qu'elle ne sent plus cette bride qui le retenait vers la caroncule; elle est restée plusieurs jours à l'hôpital, et les bienfaits de l'opération ne se sont pas démentis.

PROCÉDÉ DE M. LISTON.

Ce chirurgien opère avec un seul aide. La paupière supérieure étant relevée par un aide, l'opérateur abaisse l'inférieure, fait saillir le pli oculo-palpébral, le saisit vers l'angle interne ou externe avec une pince plate, à ressort et à pression, qui, abandonnée à elle-même, maintient par son poids le renversement de la paupière. L'œil est ainsi mis à nu dans l'angle que l'on veut opérer.

PROCÉDÉ DE M. LUCAS.

L'œil sain a été couvert à l'aide d'un monocle; un aide a relevé la paupière supérieure avec un spéculum; un autre aide a abaissé avec ses doigts la paupière inférieure. Le globe de l'œil s'est trouvé fixé de la sorte. On a prescrit à la patiente de porter son œil en dehors autant que possible. L'opérateur a saisi avec des pinces carrées la conjonctive du côté interne de l'œil, et l'a divisée de bas en haut, à l'aide d'un petit bistouri, dans l'étendue de cinq lignes. Un chémosis partiel s'est déclaré presque sur-le-champ, par suite d'un épanchement de sang et de larmes dans les lèvres de la plaie, qui les a gonflées et qui a gêné un peu aux autres temps de l'opération. Une érigne double a été alors implantée dans la sclérotique correspondante, dans le but de tirer l'œil en dehors, et de mettre par là à découvert l'insertion antérieure du muscle droit interne. L'organe a beaucoup résisté aux tractions ; mais enfin le muscle étant en évidence, un petit stylet a été passé sous lui à travers l'incision de la conjonctive, et porté le plus près possible de l'insertion antérieure du tendon sur la sclérotique, il a été divisé à l'aide de ciseaux courbes. Ce procédé de l'introduction d'un stylet a été suggéré par **M. Hingeston**, et a facilité singulièrement l'opération.

PROCÉDÉ DE M. AMUSSAT.

M. Amussat se sert de pinces armées de dents aiguës au lieu de petites érignes. Il pense que ces pinces produisent moins de douleur que le simple petit crochet. Dans ce procédé, c'est l'aide qui est chargé du rôle le plus important, puisqu'il tient les deux pinces, c'est-à-dire celle qui soulève la conjonctive, près de la caroncule lacrymale, et celle qui est près du globe oculaire. **M. Amussat** dissèque la muqueuse avec un bistouri, il coupe le muscle avec des ciseaux droits, et il fait passer sous le muscle un crochet à écartement, qui a été imaginé d'abord par Dieffenbach ; après avoir été rejeté par cet opérateur, il a été de nouveau imaginé par M. Amussat.

Voici le procédé que j'ai exécuté à Paris :

On fait asseoir le malade sur une chaise, un aide se place derrière afin de relever la paupière et maintenir contre sa poitrine la tête de l'opéré. Un second aide se place devant le malade afin d'abaisser la paupière inférieure ; et un troisième aide, placé à côté de l'opérateur, lui donne et prend les instruments à mesure qu'il s'en est servi.

L'opérateur se place debout en face du patient : il introduit sous la paupière supérieure l'élévateur qu'il confie à l'aide placé derrière le malade. Il pose l'abaisseur sur la paupière inférieure, et il le donne à l'aide placé devant le malade. Les paupières sont ainsi largement écartées. Les aides chargés de cet écartement doivent donner toute leur attention à la fonction dont ils sont chargés, car, s'ils abandonnent l'une ou l'autre paupière, ils peuvent compromettre toute l'opération.

Le chirurgien accroche la conjonctive avec ses deux petites érignes, qu'il place entre la caroncule lacrymale et le globe de l'œil : il en confie une à l'aide placé derrière, et il garde l'autre. Il coupe en travers le lambeau de membrane muqueuse qui a été soulevé, et, pénétrant dans l'orbite par cette ouverture, il introduit le crochet mousse pour aller à la recherche du muscle contracté. Cette manœuvre est exécutée avec facilité ; il suffit de placer le crochet sur le bord supérieur du muscle, et de tirer un peu en avant pour charger le muscle et le rendre saillant sur le crochet. C'est alors qu'il faut achever la dissection du muscle pour l'isoler entièrement :

l'extrémité des ciseaux est portée entre le muscle et le globe de l'œil, afin de détruire toutes les adhérences, et ensuite le muscle est coupé en travers. L'œil fait un mouvement en dehors, et l'opération est achevée, en réséquant l'attache tendineuse du muscle qui vient d'être divisé.

Tels sont les temps principaux de cette opération : cependant il est nécessaire de faire une exploration dans l'orbite avant d'abandonner le malade.

PROCÉDÉ DE M. CUNIER.

Le malade, dont l'œil sain est recouvert d'un bandeau, est assis sur une chaise, en face de l'opérateur, qui s'assied aussi ; après avoir appliqué l'élévateur de Pellier ou le spéculum de Lusardi, un crochet mousse est mis à cheval sur le bord palpébral inférieur, dans l'angle où existe le strabisme ; un pareil crochet est appliqué à la paupière supérieure, si l'écartement n'est pas suffisant. On recommande au louche de regarder dans la direction opposée à celle qu'occupe l'œil, et saisissant un moment propice, l'opérateur implante dans la conjonctive, à deux ou trois lignes du bord cornéen, une érigne double, dont les branches sont écartées de trois à quatre lignes, et que l'on fait pénétrer dans le tissu cellulaire et la sclérotique. Une fois cette érigne fixée, elle est confiée à un aide qui s'en sert pour tirer l'œil en dehors de la position vicieuse ; sa traction doit être lente et directe. L'opérateur saisit alors la conjonctive, à quatre ou six lignes de la cornée, selon le volume de l'œil ; avec un petit bistouri, il incise la membrane qu'il tient soulevée, et donne à la plaie qu'il produit la forme d'une demi-lune qui embrasse de plus de deux lignes en bas et en haut l'étendue du muscle ; la dissection du lambeau étant pratiquée, et poursuivie de une ou deux lignes vers la direction vicieuse, le sang enlevé le plus complétement possible, l'aide qui tient l'érigne augmente la traction et fait apparaître le muscle, sous lequel est passée la branche boutonnée de ciseaux ophthalmiques courbes sur le plat, au moyen desquels on opère la division.

MÉTHODE SOUS-CONJONCTIVALE.

PROCÉDÉ DE M. GUÉRIN (1).

Le sujet est couché horizontalement et la tête fixée. Les paupières étant maintenues écartées et le globe oculaire attiré en avant et un peu sur le côté, au moyen d'une érigne, j'enfonce perpendiculairement dans l'angle interne ou externe de l'œil, suivant le muscle à diviser, et sur le côté de ce dernier, un petit instrument convexe sur le tranchant et doublement coudé sur sa tige. La lame de l'instrument ayant pénétré de toute sa longueur (15 millimètres environ), je la relève horizontalement en la faisant glisser entre le globe oculaire et la face correspondante du muscle. Dans un troisième temps, je présente le tranchant convexe de l'instrument à la face interne du muscle, et je divise celui-ci de dedans en dehors, c'est-à-dire du globe oculaire à la paroi de l'orbite. Le globe oculaire étant attiré en avant et un peu sur le côté, c'est-à-dire dans la direction même du muscle à diviser, produit la tension de ce dernier et facilite l'action de l'instrument tranchant. La section s'annonce par un bruit de craquement, le sen-

---

(1) Lettre à l'Académie des Sciences, le 26 octobre 1840.

timent d'une résistance vaincue, et par un petit mouvement du globe de l'œil, qui cède dans le sens de la traction. L'instrument est retiré par la petite ouverture d'entrée, et il n'y a aucune autre apparence de plaie extérieure. On peut s'assurer que la section du muscle a été faite complétement par la rotation de l'œil dans le sens opposé, rendue plus étendue et plus facile, et par l'impossibilité de la rotation dans le sens inverse, ou au moins par une diminution sensible dans l'étendue de ce mouvement.

J'ai appliqué deux fois ce procédé, avec un plein succès, à la section du droit interne. Le muscle a été divisé complétement en moins d'une minute, sans autre plaie extérieure qu'une simple piqûre de la conjonctive et avec redressement instantané du globe oculaire. La seconde application a été faite à la Muette, sur une demoiselle de dix-huit ans, en présence de MM. les docteurs Doubowitski, Meurdefroy, Laborie fils et Kuhn.

Enfin, M. le docteur Gairal a fait connaître un procédé exceptionnel. Voici sa description, telle qu'il l'a publiée dans la *Gazette des hôpitaux*.

L'idée de détacher un ou plusieurs muscles de la sclérotique étant donnée, tous les efforts des chirurgiens qui s'en sont occupés semblent s'être concentrés sur ce point : indiquer une nouvelle méthode ou un nouveau procédé ; modifier plus ou moins avantageusement ceux qui existent, et donner la préférence à tels ou tels instruments pour faciliter l'opération.

Si le nombre des chirurgiens modificateurs est grand, il n'en est pas de même de ceux qui ont envisagé la question sous son véritable point de vue, celle du point où la section du muscle doit être faite ; et cependant nous devons avouer que le succès de l'opération ne dépend pas de la méthode ou du procédé opératoire employé pour la pratiquer.

Chaque opérateur a sa manière de faire à cet égard, et elles sont toutes à peu près les mêmes : toutefois, nous dirons en passant qu'il est toujours dangereux, quelqu'habile que soit un chirurgien, de se servir, en pareil cas, d'un bistouri pour pratiquer la section de la conjonctive ou celle du muscle ; car un malade qui paraît d'abord très-docile, peut devenir fort indocile pendant l'opération, et exposer à de graves accidents, tels que celui de faire vider l'œil, en occasionnant la perforation de la sclérotique par un mouvement brusque et inattendu , ce qui est déjà arrivé à un chirurgien étranger ; d'un autre côté, il est toujours préférable d'opérer à l'œil nu, c'est-à-dire le muscle étant mis à découvert par la section préalable de la conjonctive, parce qu'alors on peut plus facilement glisser entre lui et la sclérotique, soit une spatule cannelée pour le soulever, comme le veulent la plupart des chirurgiens, soit un crochet boutonné très-délié, coudé à angle droit sur sa tige. L'usage de ce crochet est on ne peut pas plus avantageux pour faciliter la section *totale* du tendon ou des fibres musculaires, et c'est là le point capital de l'opération.

Du bouton du crochet à son coude nous avons donné quatre lignes d'étendue, pour pouvoir mesurer instantanément et d'une manière précise la distance qui existe entre la terminaison des fibres musculaires et l'insertion de la cornée, cette distance étant égale à la longueur du crochet : de plus, en glissant le crochet entre le muscle et la sclérotique, l'on ne s'arrête que lorsque le bord du muscle touche l'angle de l'instrument, parce qu'alors l'on est sûr que toutes les fibres musculaires ont été embrassées, et qu'il suffit de les soulever en tirant légèrement à soi pour former une anse, au-dessous de laquelle l'on engage les ciseaux afin d'en opérer la section d'un seul trait. Cette manière de faire que nous avons comparée aux autres, soit sur le cadavre, soit sur le vivant, nous a constamment paru plus commode : ce qui s'explique aisément, quand on sait que la largeur du muscle est moindre que celle du crochet que nous engageons par le bord supérieur quand il s'agit de la section du muscle droit interne ou externe.

Après cette courte digression pour indiquer l'usage du crochet que nous avons imaginé, nous allons reprendre notre sujet, et nous demanderons si c'est la ténotomie ou la myotomie qui doit être appliquée au traitement du strabisme. Cette question paraîtra peut-être d'abord de peu d'importance, mais, vue de près, elle pourra, je crois, offrir quelque intérêt; en effet, il ne doit pas être indifférent, pour le succès de l'opération qui nous occupe, de couper le muscle lui-même (myotomie), ou son tendon oculaire (ténotomie).

Dans le premier cas, si toutes les fibres ont été comprises par l'instrument tranchant, nul doute que l'on n'ait un bon résultat ; tandis que, dans le deuxième, ce résultat sera d'autant plus douteux que le point de section du tendon sera plus éloigné des fibres musculaires, à cause du tissu cellulaire qui l'unit à la sclérotique, tissu dont les fibres opposent à la rétraction une résistance proportionnelle à leur nombre.

Nous ne pensons pas utile de donner à cette idée plus de développement ; elle se conçoit assez aisément, pour que l'on puisse en conclure que c'est ici le cas de pratiquer la myotomie (section des fibres musculaires) de préférence à la ténotomie. Tous les muscles de l'œil peuvent-ils subir la myotomie? Non, a dit tout récemment un chirurgien distingué de la capitale. M. Sédillot ne veut pas que l'on coupe le grand oblique, parce que la chute de l'œil en est la conséquence; d'où il résulte que dans le cas de strabisme convergent et en bas produit par le grand oblique, le malade doit être abandonné à lui-même. C'est avec raison que la section du grand oblique a été proscrite, ce muscle pouvant aisément être allongé sans subir la moindre altération; il suffit pour cela de détruire sa poulie de renvoi, opération que nous avons pratiquée plusieurs fois sur le cadavre avec facilité. Pour cela tendant le muscle obliculaire comme pour l'opération de la fistule lacrymale, nous avons dirigé l'instrument droit devant nous en partant de la racine du nez, pour labourer la paroi supérieure de l'orbite au point où elle se réunit à la paroi interne de cette cavité. Cette idée n'est pas d'aujourd'hui; l'ayant conçue en 1838, j'en fis part à quelques médecins de Verdun, qui y attachèrent quelque prix.

APPRÉCIATION.

Deux méthodes ont été créées pour couper les muscles contractés dans l'orbite.

L'une consiste à ouvrir le voile qui recouvre les muscles, afin de les découvrir, et avant de les couper; l'autre conserve ce voile; et c'est par une petite ponction que l'on introduit l'instrument tranchant dans l'orbite.

En exécutant la première, on voit ce que l'on fait ; en appliquant la seconde, on agit comme les aveugles, en tâtonnant, sans y voir.

La première a été modifiée en procédés nombreux ; c'est celle employée par la majorité des opérateurs. La seconde n'est mise en usage que par son inventeur.

Le procédé qui a servi de base à tous les autres, c'est celui de Dieffenbach. Il porte l'empreinte de son génie ; tout a été prévu : la manière d'écarter les paupières, dont Stromeyer n'a pas parlé, et qui a été la cause des insuccès de Pauli ; les deux érignes remplissant l'office des doigts pour faire un pli à la muqueuse, les ciseaux courbes destinés à découvrir le muscle, et enfin le crochet mousse qui va le saisir ; tous ces divers temps de l'opération, si bien calculés, si bien précisés, forment un des procédés opératoires les plus brillants qui existent dans l'histoire de la chirurgie.

La modification de **M.** Guérin est l'œuvre d'un homme qui n'a étudié cette matière que sur le cadavre. Il veut détacher la muqueuse de la sclérotique jusqu'à ce que le muscle soit à découvert, et, après l'avoir coupé, il replace la portion de muqueuse en recouvrant la plaie afin d'empêcher l'air d'y pénétrer.

Sur le cadavre le lambeau reste comme on le pose, mais sur le vivant les mouvements de l'œil ont bientôt déplacé ce lambeau et la plaie est de nouveau mise à découvert. Et, quant à empêcher l'air d'y pénétrer, il faut s'abuser étrangement pour croire que l'air n'entrera pas dans une plaie, par cela seul que l'on a eu l'intention de l'en empêcher. **M.** Guérin doit admettre ce raisonnement : si la muqueuse a été ouverte, il y a une plaie ; si la plaie a été en contact avec l'air, l'air y a pénétré, et l'on ne peut plus obtenir les bénéfices des plaies sous-cutanées. Au reste, le procédé est dédaigné aujourd'hui même par son auteur.

Le procédé de M. Baudens a pour premier inconvénient de produire une somme de douleurs plus grande que celles déterminées par le procédé de Dieffenbach. En implantant l'érigne au-delà de la caroncule, il est obligé *de faire effort*, comme il le dit, pour rendre saillante une corde fibreuse qui doit être incisée. Par cette ouverture, des bourrelets graisseux viennent très-fréquemment faire hernie, et alors il est très-difficile de saisir le muscle. C'est alors qu'il survient des inflammations aiguës : ces faits n'ont pas été publiés, mais ils existent. Ce chirurgien se sert d'un bistouri pour couper le muscle; ce temps de l'opération n'est pas le moins douloureux, parce que le muscle n'offre jamais assez de résistance; le, bistouri doit agir en sciant, et après l'avoir tiraillé avec force. M. Baudens tient pourtant à ce bistouri; *il conseille les ciseaux aux opérateurs novices* (1).

---

(1) Voyons ce qu'il y a de nouveau dans la nouvelle invention de M. Baudens.

Il se sert de l'élévateur de Pellier comme Dieffenbach; il emploie l'abaisseur des paupières comme Dieffenbach; il implante une érigne dans l'angle de réflexion palpébro-ocu'aire! Ce n'est plus comme Dieffenbach qui se garde bien de toucher à la caroncule.

M. Baudens se sert alors d'un bistouri, il conseille les ciseaux *aux opérateurs novices*. Dieffenbach n'emploie plus que les ciseaux.

Le crochet bistouri de M. Baudens est formé par le crochet mousse de Dieffenbach, attaché à la pointe du bistouri, dont le chirurgien de Berlin se servait autrefois. On peut voir ces instru-

M. Velpeau n'agit pas avec certitude en enfonçant son érigne dans la sclérotique pour saisir le muscle. Cette érigne, très-aiguë, traverse l'épaisseur du muscle, elle laisse une plus ou moins grande quantité de ses fibres, et lorsque l'on a coupé tout ce qui est ramassé sur le crochet, on voit l'œil conserver sa déviation : au reste, M. Velpeau a depuis peu modifié ce procédé, en y ajoutant les recherches faites avec le crochet-mousse, et depuis il a obtenu de très-beaux résultats.

M. Ferral exécute à peu de chose près le procédé que j'ai montré à Paris ; il a seulement le tort de laisser l'œil se reposer pendant quelques secondes avant de couper le muscle ; on ne voit pas l'utilité de ce temps perdu.

M. Liston a l'immense avantage de pouvoir opérer avec un seul aide, mais que de douleurs attachées à cette opé_ration ! La pince qui renverse la paupière inférieure fatigue beaucoup le malade ; elle peut, comme je l'ai vu deux fois, produire un écoulement de sang assez considérable pour rendre difficile l'application de l'érigne qui doit porter l'œil en dehors. Le chirurgien anglais ne fait pas la preuve de son opération, c'est ce qui explique ces quelques insuccès.

La critique du procédé de Lucas ressort de sa description elle-même. On voit en effet un chémosis se développer sous la pression des pinces. Le stylet qu'il fait passer sous

---

ments dans les boîtes fabriquées à Berlin , par M. Lutter, et que j'ai montrées à M. Baudens , le 17 novembre 1840.

Ainsi donc M. Baudens a créé ce temps de l'opération qui consiste à implanter une érigne dans l'angle des paupières ! C'est un beau trait de génie et qui justifie sans doute les prétentions de M. Baudens.

le muscle, et dont l'idée lui a été donnée par **M. Hinges-**
ton, n'est autre que le stylet décrit et conseillé par Stromeyer.

M. Amussat préfére les pinces aux érignes, parce que,
dit-il, elles occasionnent moins de douleurs. C'est, je pense,
une erreur, l'érigne ne produit qu'une seule piqûre, les
pinces armées de trois crochets font trois piqûres, et de
plus, il faut y joindre la pression continue des pinces qui
soulèvent la membrane muqueuse, et, s'il emploie les pinces ordinaires, la pression sera encore plus considérable.
L'aide joue le rôle principal dans l'exécution de ce procédé,
il est chargé de tirer l'œil en dehors, de sorte que si le
muscle est fortement tendu, l'opérateur ne peut pas faire
passer son crochet entre le muscle et l'œil, et n'ayant pas
la sensation de cette tension, puisque l'aide seul fait ma-
nœuvrer l'œil, l'opérateur fait de grands efforts pour isoler
le muscle. C'est la cause de la longueur de quelques opérations de **M. Amussat** ; et c'est ce qui explique comment
cet opérateur est quelquefois obligé de reprendre un opéré
deux ou trois fois de suite, parce qu'il n'a pas tout coupé,
et parce qu'il n'a pas pu tout couper.

Quant au crochet à écartement, il fait honneur au cou-
telier, mais c'est un instrument inutile et sans valeur.
Dieffenbach l'avait essayé, et il n'a pas tardé à l'abandonner.

Le vice le plus grand du procédé de **M. Cunier**, c'est
d'implanter une érigne dans la sclérotique, et de confier
les mouvements de l'œil à un aide.

La méthode sous-conjonctivale a été imaginée par le
besoin de généraliser la méthode des sections sous-cutanées, et pour chercher à se donner des droits à une prio-

rité qui n'appartient qu'à Dieffenbach. Cette méthode, souvent impuissante entre les mains de son inventeur, peut être dangereuse employée par d'autres. Comment espère-t-on faire admettre une opération, qui consiste à enfoncer, sans y voir, un instrument tranchant dans l'orbite, et en abandonnant l'idée de tout danger, comment peut-on espérer pouvoir couper tous les liens qui font dévier l'œil, alors que l'on rencontre encore tant de difficultés, lorsque l'on voit clairement le fond de la plaie.

Les seuls avantages que son auteur lui reconnaisse sont de ne point provoquer le développement de l'inflammation, et d'empêcher la production des bourgeons; mais l'inflammation se développe rarement après l'emploi de l'autre méthode, et M. Guérin compte-t-il donc pour rien l'ecchymose épouvantable qui se produit en coupant le muscle, et les douleurs qui accompagnent et qui suivent cette opération.

Lorsque le strabisme est produit par un muscle à deux ou trois divisions, comment peut-on apprécier cette anomalie, puisque l'on ne voit pas ce qui se passe sous la conjonctive? On coupe un faisceau musculaire, l'œil reste dévié, et, comme on ne veut pas accuser la méthode, on crée de suite une classe de strabismes optiques qui ne peuvent pas être opérés.

Quand cette méthode n'aurait pour désavantage que de faciliter la récidive de la difformité, elle devrait pour cela seulement être rejetée de la chirurgie.

Les inconvénients de cette opération sont de ne pouvoir couper tout ce qui met obstacle au redressement de l'œil; on ne peut pas aussi agir sur le tendon du grand oblique, à cause de sa position : les douleurs excessives que le malade ressent dans l'orbite ; l'ecchymose considérable qui en-vahit tous les tissus qui entourent le globe de l'œil , et l'impossibilité de réséquer le bout antérieur des muscles.

Le seul avantage de cette opération , c'est de ne pas avoir des bourgeons entre les paupières. Mais pour ceux qui ont vu combien est simple l'excision de ces bourgeons , ils ne mettront jamais ce faible avantage dans la balance , et ils n'hésiteront pas à abandonner la méthode sous-con-jonctivale.

M. Gairal propose la destruction de la poulie , au lieu de la section du tendon du grand oblique. Cette opération n'a jusqu'à ce jour été faite que sur le cadavre, où elle a paru être facile à exécuter ; mais on sait que tous les procédés sont d'une exécution facile sur le cadavre : on ne rencontre des obstacles que lorsqu'il faut agir au milieu du sang , et lorsque l'on a à lutter avec les mouvements de l'œil. Cette opération nous paraît devoir être d'une exécu-tion difficile, et l'on ne voit pas le grand avantage de la destruction de la poulie sur la division du tendon du trochlearis.

BÉGAIEMENT.

Le *Journal des Débats* du lundi, 1er février, contenait les lignes suivantes : « Il n'est bruit à Berlin que d'une opération que vient de faire le professeur Dieffenbach en pratiquant une incision sur la langue. »

Aucun journal de médecine, allemand, français ou anglais ne parlait de cette opération. Le champ était ouvert à tous les opérateurs, chacun pouvait donc faire des essais et chercher à connaître ce qu'avait imaginé l'ingénieux chirurgien de Berlin.

Tous les opérateurs qui se sont occupés de la section des muscles de l'œil ont dû penser à donner de l'extension à cette pratique heureuse; et Dieffenbach, dans son ardent amour de la chirurgie, dit un jour, après avoir fait un grand nombre d'opérations de *strabotomie*, qu'il avait la conviction qu'un grand nombre d'opérations qui, jusqu'à ce jour, avaient été rebelles à l'action des agents thérapeutiques, céderaient devant la division musculaire, et il cita les lics douloureux, les spasmes des paupières et le bégaiement.

Tous ceux qui voyaient les brillants résultats de la section des muscles devaient avoir cette idée : aussi j'ai rencontré plusieurs chirurgiens qui m'en ont parlé. M. le docteur Roustoff, à St-Pétersbourg, m'a dit, dans le mois de septembre 1840, qu'il ferait des recherches sur cette matière ; et lorsque je parlai de la myotomie à M. Amussat, dans le mois de décembre 1840, il me dit avoir aussi pensé au bégaiement. Plus tard, lorsque j'eus fait connaître mes quatre premières opérations, M. Velpeau fit une leçon à la Charité, et il dit que, depuis deux années, il cherchait les moyens de remédier à cette difformité.

Et M. Baudens, lui qui est resté étranger à tous les travaux de myotomie jusque dans les premiers jours du mois de novembre 1840, qui vient nous dire : « que c'est aussi son opinion, que le bégaiement doit être attribué à l'état spasmodique de la langue ! »

M. Baudens formule quatre propositions (1) qu'il généralise :

1° Légère déviation de la langue à droite ou à gauche. M. Amussat a dit : « J'ai constaté qu'en général les bègues ont la langue déviée. » (*Gazette des Hôpitaux*, 18 février 1841,) par conséquent seize jours avant M. Baudens.

2° Impossibilité de porter la pointe de la langue sur la lèvre supérieure sans le secours de la mâchoire inférieure, qui alors s'avance pour la soutenir.

M. Dieffenbach a dit, dans sa brochure (février 1841):

---

(1) Gazette des Hôpitaux, samedi 6 mars.

« C'est particulièrement sur cette dernière méthode que j'avais fondé le plus d'espérances (l'excision d'un morceau de la langue), parce qu'elle avait pour résultat le raccourcissement de la langue et qu'elle lui procurait la faculté de se porter à volonté contre *la paroi supérieure de la cavité buccale, mouvement qu'on cherche surtout à développer*, etc. (p. 4), et à la page 29 : L'opéré a le sentiment d'un raccourcissement de la langue *et d'un relèvement de la pointe contre le palais*. »

3° Développement remarquable des muscles génioglosse à leur insertion aux apophyses géni ; développement aisé à constater en faisant porter la langue vers le palais.

Dans une leçon faite à la Charité, le samedi 13 février, M. Velpeau a très-longuement développé ce point, et M. Amussat, dans ses communications *académiques*, a dit, en parlant de ses opérés : « Ils avaient le filet fort et dur, etc. »

4° Agitation spasmodique de la langue pendant l'acte de la phonation ; celle-ci se porte dans ce moment dans la cavité buccale, sans frapper de sa pointe la voûte du palais. Les bègues parlent la bouche étant entr'ouverte toujours au même degré ; il semble que leur mâchoire inférieure soit immobile dans la crainte de pincer la langue, qui s'étale et se porte convulsivement sous les arcades dentaires (voir la brochure de Dieffenbach, p. 7, 13, 19, etc.); c'est-à-dire que M. Baudens a rassemblé les détails donnés par Dieffenbach, et qu'il les a présentés réunis, sous la forme de propositions.

C'est avec ce bagage d'emprunt que M. Baudens est entré dans l'histoire de cette nouvelle opération. Nous le retrouverons encore bientôt avec son *mode opératoire nou-veau* (1).

Après la lecture du fait rapporté dans le *Journal des Débats*, je fis, en présence de M. Pinel-Grandchamp, quelques recherches sur le cadavre, et le samedi, 6 février, je présentai deux opérés à la société de médecine du XII⁰ arrondissement, présidée par M. Bégin. Le 8 février, j'écrivis à l'Institut pour faire connaître l'opération que je venais de faire avec succès, et le 9, j'adressai également une lettre à l'Académie.

C'est après la publication de ces faits que M. Amussat adressa, le 15 février, une lettre à l'Institut, pour faire part à cette assemblée des résultats qu'il venait d'obtenir. Le lendemain il présenta deux malades à l'Académie.

Enfin M. Velpeau fit plusieurs opérations dont les résultats furent heureux. Il exécuta sa première opération le même jour que M. Amussat, c'est-à-dire le 14 février 1841, à la Charité, à huit heures du matin.

M. Roux dit aussi, dans une séance de l'Académie, avoir opéré un bègue, « mais avec un résultat très-passager. » Séance du 23 février.

Enfin la brochure de Dieffenbach nous a appris comment il opérait.

En résumant les dates, nous pouvons facilement donner à chacun la place qu'il doit occuper dans cette note historique.

Le 1ᵉʳ février, le *Journal des Débats* a fait connaître le succès obtenu par Dieffenbach, *sans indiquer l'opé-ration.*

---

(1) Gazette des Hôpitaux, 6 mars.

Le 6 février, j'ai montré deux sujets *opérés et guéris* à la société de médecine du XIIe arrondissement.

Le 8 février, j'ai écrit à l'Institut pour faire connaître ces résultats.

Le 9 février, j'ai écrit à l'Académie dans le même but.

Le 14 février, MM. Velpeau et Amussat ont opéré chacun de leur côté.

Le 15 février, M. Amussat a écrit à l'Institut et a montré ses malades.

Le 16, il a présenté à l'Académie deux malades non opérés.

Enfin la brochure de Dieffenbach a été connue à Paris, et dans les premiers jours du mois de mars, M. Baudens est entré dans les rangs pour inventer un procédé exécuté déjà par M. Velpeau et Amussat. Voilà les dates bien dé-terminées ; il semble facile de faire la part de chacun : il n'en est rien cependant ; nous allons voir M. Amussat ré-clamant une priorité qui ne lui appartient pas, et M. Bau-dens inventant une chose déjà inventée deux fois avant lui, et dans l'espace de huit jours.

Les essais que j'ai faits sur le cadavre m'ont fait adopter le procédé suivant :

On fait asseoir le patient sur une chaise, il appuie sa tête contre la poitrine d'un aide, et il ouvre largement la bouche. L'opérateur saisit le frein de la langue à son angle de réflexion sur la langue même ; l'instrument qui sert à exécuter cette manœuvre est une érigne coudée à angle droit, afin que l'aide à qui on le confie ne gêne pas les mouvements de l'opérateur. Ce dernier implante une petite érigne dans le frein, a une demi-ligne au-dessous des ca-naux de Warton, et entre ces deux érignes il donne un coup de ciseaux qui ouvre aussitôt largement la muqueuse ; alors, en abandonnant les ciseaux, il introduit par cette plaie un crochet mousse, tranchant sur sa concavité, depuis le bouton jusqu'au manche ; il ramasse sur cet instrument toute la masse musculaire de la langue, et, faisant décrire à ce crochet un demi-cercle étendu, il coupe en un instant toute la musculature de la langue.

L'hémorrhagie qui suit cette opération est très-abondante, mais elle est salutaire au malade ; le deuxième jour la cicatrisation est achevée.

Après une première communication faite à l'Académie, M. Amussat adressa à l'Institut la lettre suivante :

GUÉRISON DU BÉGAIEMENT PAR LA SECTION DES MUSCLES DE LA LANGUE.

A M. le président de l'Académie des sciences.

MONSIEUR LE PRÉSIDENT,

« J'ai l'honneur de vous prier d'informer votre savante compagnie qne j'ai aussi opéré deux bègues avec succès par la section des muscles de la langue.

» En réfléchissant à la justesse de l'induction tirée de l'orthopédie par M. Stromeyer pour le strabisme, et aux résultats admirables et nombreux que nous avons obtenus (déjà M. L. Boyer et moi avons opéré plus de 200 louches), je me suis demandé s'il n'y aurait pas quelque autre application à en faire pour une infirmité du même genre ; je me suis tout naturellement arrêté au bégaiement, et j'en ai fait part immédiatement à M. L. Boyer, mon beau-frère, et à M. Levaillant, ainsi qu'aux médecins français et étrangers qui suivent mes cours. Je dois ajouter que j'ai communiqué cette idée à M. Phillips avant que M. Dieffenbach et lui eussent annoncé la possibilité de guérir le bégaiement comme le strabisme ; M. Phillips me répondit qu'il y avait aussi pensé, et nous avons travaillé chacun de notre côté.

» Ce n'est point du reste une question de priorité que je viens soulever devant l'Académie ; mon but est seulement d'établir que la même idée peut venir simultanément aux personnes qui s'occupent des mêmes travaux.

» Dès que j'eus pensé qu'il y avait peut-être quelque analogie entre les bègues et les louches, j'ai fait sur moi-même et sur les autres des études relativement aux mouvements de la langue dans la prononciation, et j'ai recherché avidement l'occasion d'observer les bègues. Bientôt j'ai eu la satisfaction de pouvoir confirmer mes prévisions, c'est-à-dire que j'ai constaté qu'en général les bègues ont la langue déviée, plus courte, et qu'ils ne peuvent exécuter des mouvements aussi étendus que dans l'état normal.

» Aussitôt que j'eus constaté ce fait, je me suis hâté de revoir l'anatomie de la langue, et j'ai fait, conjointement avec M. L. Boyer, des études opératoires sur le cadavre et sur les animaux vivants. Après avoir étudié et médité, je me suis décidé à pratiquer la section des muscles génio-glosses.

» Le premier malade que j'ai opéré, avec l'aide de messieurs L. Boyer, Levaillant et Foucart, est un enfant de onze ans. Il avait un embarras très-grand dans la prononciation ; l'articulation des sons était empâtée et difficile ; le bégaiement était peu sensible. Le filet, assez fort et dur, tendait à se déchirer lorsqu'on voulait, par des tractions, allonger la langue. Cet état, auquel on avait déjà cherché à remédier par la section du filet, était accompagné d'une déviation à droite de la langue, et de l'impossibilité d'élever cet organe jusqu'aux arcades dentaires supérieures. Immédiatement après l'opération, que le père et l'enfant désiraient beaucoup, nous remarquâmes, ainsi que les assistants, une amélioration évidente dans la prononciation et une diminution dans l'empâtement. Le filet, dont l'attache inférieure venait d'être coupée en même temps que le muscle, ne s'opposait plus aux mouvements d'élévation de la langue.

» Le deuxième opéré est âgé de quarante ans, ancien militaire. Il avait un bégaiement aussi complet que possible ; le filet très-fort était distendu au point de se déchirer lorsqu'on essayait d'allonger la langue, et, comme conséquence naturelle, les mouvements d'élévation étaient très-bornés.

» Il existait, en outre, une déviation à droite de la langue, lorsque cet organe était porté hors la bouche. Enfin, les mots « *opération et caporal hors la garde* » prononcés par le malade, dans l'intention d'avoir après l'opération un moyen certain de comparaison, ces mots étaient articulés par syllabes et avec beaucoup d'efforts.

» L'opération fut pratiquée à Versailles, chez M. le docteur Thibault, avec l'assistance de MM. L. Boyer, Lemazurier, Euvrard, Aug. Voisin, Guérineau, Levaillant, etc. Immédiatement après, l'état du malade était sensiblement amélioré, à tel point que les mots *opération*, etc., que nous venons d'indiquer, étaient articulés sans hésitation. Le malade lui-même s'aperçut si bien du changement qui s'était opéré, qu'il s'écria qu'il y avait autant de différence entre sa prononciation actuelle et l'ancienne, qu'entre un verre d'eau qu'il tenait à la main et un verre de vin.

» Le procédé que j'ai employé consiste, la langue étant renversée en arrière et en haut, la bouche fortement ouverte, à couper perpendiculairement avec des ciseaux la muqueuse à la partie inférieure du frein ou filet entre les deux canaux de Warthon; puis on coupe en travers au-dessous et on écarte les bords de la muqueuse divisée. Alors, en faisant tirer la langue en avant et en haut hors de la bouche, les muscles viennent s'offrir d'eux-mêmes à la section avec des ciseaux ou un petit scalpel en rondache, et on les divise plus ou moins suivant leur contraction.

» Dans le point où je pratique la section des muscles génioglosses l'opération est moins difficile et moins dangereuse que dans tous les autres. On agit sur un double faisceau ou sur le sommet du triangle, tandis que plus haut, comme on le sait, le muscle s'épanouit en éventail, et il est entouré de vaisseaux et de nerfs.

» Je me suis fait un devoir de communiquer le plus promptement possible à l'Académie mes recherches sur ce sujet, pour mettre les praticiens en mesure de méditer cette nouvelle opération, afin de les encourager à la tenter, et à nous aider à la perfectionner. J'ose espérer qu'elle nous donnera incessamment les mêmes résultats et la même satisfaction que l'opération du strabisme.

» Agréez, etc.   AMUSSAT.

» Paris, 15 février 1841.

» *P. S.* J'ai l'honneur de prévenir l'Académie que les malades opérés sont dans la salle d'entrée à la disposition de MM. les membres qui voudraient examiner leur état. »

Dans cette lettre, M. Amussat ne parle pas du point de départ; lui, si chatouilleux sur la priorité, doit se rappeler que M. le docteur Séguin est allé lui apprendre le résultat de mes deux opérations. M. Séguin avait vu les deux opérés le samedi précédent à la Société de Médecine.

M. Amussat dit qu'il a eu l'idée de cette opération avant qu'on ne lui en eût parlé. Cela prouve en faveur de l'esprit inventif de M. Amussat, mais il ne peut pas empêcher M. Dieffenbach, Roustoff, Velpeau, etc., d'avoir aussi eu cette idée. Il ne peut réclamer la priorité de cette opération, puisque je l'ai faite huit jours avant lui. C'est donc pour l'idée qu'il combat, comme il a soin de le dire dans sa lettre. « Ce n'est point du reste une question de priorité que je viens soulever devant l'Académie. » On voit que dans cette lettre M. Amussat accepte le terrain préparé par d'autres.

Dans la seconde lettre il est moins facile à contenter; déjà il ne cite plus ceux qui ont pu avoir avec lui ou avant lui la même idée.

BÉGAIEMENT TRAITÉ PAR LA SECTION DES MUSCLES GÉNIO-GLOSSES.

Voici la lettre que M. Amussat a adressée à l'Académie des sciences :

« MONSIEUR LE PRÉSIDENT,

» J'ai l'honneur de vous prier de nouveau d'informer l'Académie que depuis lundi dernier j'ai opéré sept bègues, ce qui fait neuf avec les deux que j'ai déjà soumis à l'examen de MM. les membres de l'Académie. Parmi les sept nouveaux opérés se trouvent les deux bègues que j'avais présentés à la séance dernière pour faire constater leur état avant l'opération, afin que l'on pût apprécier les effets de la section du muscle génio-glosse. Les résultats obtenus sont déjà fort encourageants ; ils me causent une grande satisfaction, ainsi qu'à tous ceux qui ont vu les bègues avant et après l'opération, et, malgré les appréhensions de quelques personnes, j'espère que ces résultats se maintiendront comme ceux de l'opération du strabisme.

» Je n'ai pas la prétention de guérir tous les bègues et de faire disparaître tous les vices de la parole par la simple section des muscles génio-glosses ; mais je puis dire que les succès déjà obtenus par cette opération ont beaucoup dépassé mes espérances et celles de tous les amis sincères des progrès de la chirurgie.

» Je dois ajouter que le procédé que j'emploie pour la section des muscles génio-glosses est le même que celui que j'ai indiqué dans ma précédente lettre, et à cette occasion je m'empresse de prévenir les praticiens, comme nous l'avons déjà fait, M. Lucien Boyer et moi, pour le strabisme, qu'il faut détruire avec précaution et persévérance tous les agents de la déviation ou du raccourcissement, qui produisent le bégaiement jusqu'à ce que le résultat soit obtenu, ce qui est quelquefois long et pénible. J'insiste sur ce fait parce que déjà plusieurs chirurgiens ont échoué pour le bégaiement comme pour le strabisme ; sans doute, ils se sont trop pressés d'appliquer, ils n'ont pas fait tout ce qu'il fallait faire. »

Il dit que c'est M. Lucien Boyer et lui qui ont conseillé aux praticiens de tout couper pour redresser l'œil qui louche : que **M.** Amussat lise la première leçon de **M.** Baudens, et quelques articles que j'ai écrits, qu'il se rappelle les entretiens que nous avons eus ensemble, il s'apercevra qu'il se trompe dans son assertion.

M. Amussat devient plus pressant dans la lettre adressée aux membres du conseil de l'Académie, il parle de sa vie passée. « C'est une chose fort difficile de conserver la priorité d'une découverte; pour arriver à ce but, il faut travailler sans relâche et appliquer le plus promptement possible; il faut faire ce que j'ai fait pour la torsion des vaisseaux sanguins, pour l'anus artificiel ET POUR LE BÉGAIEMENT; que cela soit bien entendu des chirurgiens ingénieux, mais sans expérience des questions de priorité, qui croient se mettre en sûreté en prenant date dans un journal, ou en consignant leurs idées dans UN PAQUET CACHETÉ. »

On voit que **M.** Amussat n'hésite plus : « il faut faire ce que j'ai fait pour la torsion, pour les anus, *pour le bégaiement.* »

La fin de ce passage surtout est curieuse, les paquets cachetés ne servent à rien, dit-il ; je pourrais lui répondre : à qui le dites-vous? Dans sa première lettre, il disait : J'ai *aussi* opéré deux bègues ; c'est-à-dire qu'il l'avait fait après d'autres : mais aujourd'hui il écrit que c'est une chose difficile de conserver une découverte !

Voici le procédé de **M.** Amussat.

« Je dois dire, pour les praticiens qui veulent employer mon procédé, que je l'exécute en deux temps distincts : dans le premier, je détache complétement le frein ou filet de la langue à son attache à l'os maxillaire ; je détruis en même temps la membrane cellulo-fibreuse qui se trouve au-dessous, et je m'arrête, si le bègue parle mieux et tout à fait bien, ce qui arrive quelquefois. Déjà quatre ou cinq malades sur vingt et un ont retiré un très-grand avantage de ce premier temps de l'opération.

» Sur les autres, j'ai été obligé d'aller plus loin, et de pratiquer la section des muscles génio-glosses.

» J'ai déjà dit que l'opération était quelquefois accompagnée d'une hémorrhagie assez abondante. Pour remédier à cet accident, j'employais autrefois des boulettes de charpie trempées dans de l'eau styptique; maintenant je me sers d'un moyen beaucoup plus simple, d'une injection d'eau froide ou d'eau glacée dans la plaie. Déjà, dans plusieurs cas, ces derniers moyens m'ont complétement réussi.

» Quant aux suites de l'opération, elles n'ont rien présenté de particulier jusqu'à présent. Une légère inflammation de la langue, de la gorge et des environs de la plaie, a quelquefois retardé la guérison, qui, en définitive, est survenue, terme moyen, huit jours après l'opération »

M. Amussat parle dans ses lettres des conseils qu'il donne aux praticiens; de l'hémorrhagie qui suit l'opération, etc. Je citerai le passage suivant extrait d'une communication faite à l'Académie le 8 février 1840.

Le docteur Phillips a communiqué à l'Académie de médecine trois opérations faites pour guérir le bégaiement : le succès a été immédiat. Aussitôt après l'opération, les individus ont parlé librement et sans aucune hésitation, même sur les lettres qu'ils prononçaient avec le plus de peine avant d'avoir été opérés.

Ces opérations ont été exécutées en présence de

MM. Pinel-Grandchamp et Baud, interne des hôpitaux ; dix jours sont déjà écoulés depuis le moment de l'opération, et le résultat est resté aussi positif qu'il l'avait été après l'exécution de ce nouveau procédé.

Lorsque le bégaiement existe sur les lettres qui sont prononcées avec la langue seule, ou avec la langue et les autres parties de la bouche, on réussit à faire cesser la difformité ; mais l'opération devient impuissante pour le bégaiement dépendant des lèvres. L'hémorrhagie est abondante, et elle persiste pendant quatre à cinq heures ; cet écoulement sanguin est, du reste, favorable au malade, parce qu'il prévient le développement de l'inflammation. En trois ou quatre jours la cicatrisation de la plaie est achevée, et c'est difficilement que l'on aperçoit les traces de l'opération.

M. Amussat sera sans doute convaincu qu'ayant fait long-temps avant lui des opérations pour guérir le strabisme, ces inconvénients ne nous ont pas été inconnus, et c'est pourquoi nous les avons écrits.

M. Velpeau a opéré plusieurs bègues avec succès. A l'occasion du paquet cacheté que j'ai déposé à l'Académie, et des assertions de Dieffenbach, le professeur de la Charité a dit : J'ai voulu m'assurer expérimentalement de la valeur de cette assertion, sans connaître pourtant les conditions particulières de l'opération de M. Dieffenbach : la ténotomie pouvait porter sur les muscles stylo-glosses, hyoglosses, génio-glosses ; j'ai opéré sur ces derniers, présumant que cette section allongerait la langue et la rendrait plus apte à la prononciation. L'individu a paru avoir aussitôt après la langue plus libre, et prononcer quelques mots plus facilement ; mais, comme l'opération n'a été faite que depuis hier, je ne puis encore rien dire sur le résultat définitif. J'ai voulu en informer l'Académie pour prendre date, me réservant d'y revenir par la suite.

Voici son procédé :

Il fait asseoir le bègue sur une chaise ; il appuie sa tête contre la poitrine d'un aide, et il ouvre largement la bouche. L'opérateur prend la muqueuse avec des pinces ou avec une érigne, en dessous de l'orifice des conduits de Warton, et il coupe cette membrane avec des ciseaux. Par cette ouverture il introduit un bistouri, avec lequel il divise les attaches des muscles génio-glosses à la face interne du maxillaire inférieur (1).

M. Baudens a fait imprimer une longue leçon sur le bégaiement, il expose ce qu'il appelle *son* procédé. Voici le texte :

PROCÉDÉ DE M. BAUDENS.

Un aide placé derrière le bègue lui soutient la tête légèrement renversée ; il lui recommande d'ouvrir la bouche, et il place ses deux petits doigts dans la commissure des lèvres pour les tirer en arrière.

L'opérateur saisit une érigne de la main gauche, l'implante dans la membrane muqueuse, sur la ligne médiane et au-dessus des tendons des muscles génio-glosses, afin de tendre ces derniers ; il reconnaît la corde qu'ils dessinent. Il plonge en rasant la mâchoire inférieure les lames entr'ouvertes

---

(1) M. Velpeau a opéré un bègue, il y a quelques jours, à la Charité, en coupant un morceau triangulaire de la pointe de la langue. Les deux côtés ont été réunis par des points de suture.

des ciseaux qu'il tient de la main droite, à un bon pouce de profondeur, de manière à embrasser les tendons des génio-glosses ; puis, en rapprochant brusquement les lames des ciseaux, il les coupe d'un seul temps. On entend un craquement, et l'opération, qui dure dix secondes au plus, est terminée.

Les muscles génio-glosses, privés d'attache, fuient en arrière. En engageant l'index par l'ouverture faite à la membrane muqueuse, on rencontre une excavation formée par le retrait des muscles ; on constate qu'il ne reste plus de fibres attachées aux apophyses géni supérieures, sans quoi il faudrait les détruire avec le bistouri boutonné. On tamponne la cavité avec un morceau d'éponge roulé et trempé dans du vinaigre.

APPRÉCIATION.

On voit, par la lecture de mon procédé, que je n'ai pas eu seulement en vue le débridement de la langue, mais que j'ai cherché à modifier tout cet organe, puisque mon incision détache toute sa face inférieure des tissus du plancher de la bouche. Mon opération est dangereuse à exécuter ; on peut très-facilement ouvrir les artères ranines, et un accident tout aussi redoutable que le précédent peut aussi avoir lieu : c'est le renversement de la langue sur la glotte ; l'opéré peut être ainsi exposé à périr par asphyxie. Je n'ai, jusqu'à ce jour, eu aucun de ces malheurs à déplorer, mais il suffit d'en avoir vu la possibilité pour ne pas hésiter à en prévenir les opérateurs.

L'hémorrhagie qui suit cette opération est de longue durée ; et j'ai eu de vives inquiétudes après avoir opéré un jeune homme à Liége. La section des muscles fut faite à onze heures du matin, à huit heures du soir le sang jaillissait encore, comme par la lumière d'une artère ouverte. J'ai arrêté cet écoulement de sang en plaçant du vinaigre fort dans la bouche : il s'est aussitôt formé un caillot volumineux sous la langue, et l'hémorrhagie a cessé. Le lendemain matin le sujet était pâle, affaibli, il ne bégayait plus, mais les mouvements convulsifs des lèvres et des paupières étaient toujours aussi marqués.

Les procédés de MM. Velpeau et Amussat n'ont pas les inconvénients du mien ; ils sont d'une exécution plus facile, ils n'exposent pas le malade à d'aussi grands périls, et l'hémorrhagie consécutive est le plus ordinairement trèsfaible.

Il est nécessaire de bien apprécier la valeur des résultats obtenus jusqu'à ce jour par nos procédés. D'après ce que j'ai vu, soit des résultats de MM. Velpeau et Amussat, soit des miens, je considère comme un devoir de dire aux praticiens que notre opération n'est applicable que dans certaines conditions, et que dans la majorité des cas elle modifie seulement le bégaiement, et souvent elle est impuissante pour corriger les accès spasmodiques que l'on voit sur la figure des bègues lorsqu'ils veulent parler.

Cette opération donne des résultats bien remarquables lorsque le bégaiement est fort sur les lettres qui se prononcent avec la langue, soit avec la langue seule, ou lorsque la langue porte sur les dents. Elle modifie seulement le bégaiement sur les lettres sifflantes , et elle est quelquefois impuissante lorsque le sujet bégaie en prononçant les labiales.

Nous avons rapporté le procédé *créé* par M. Baudens ; comparons ce procédé avec celui de MM. Velpeau et Amussat, et nous verrons quel effort d'imagination a fait M. Baudens pour produire *son procédé*. M. Baudens fait asseoir son malade comme M. Velpeau , comme M. Amussat, comme tout le monde enfin.

Il dit ensuite : « Un aide place ses deux petits doigts dans la commissure des lèvres pour les tirer en arrière. »

Dieffenbach (p. 8) : « Pendant qu'un aide retirait en arrière , avec des crochets obtus , les coins de la bouche , etc. »

M. Baudens saisit, avec une érigne , la membrane muqueuse sur la ligne médiane...

M. Velpeau saisit la membrane muqueuse avec des pinces ou avec une érigne.

M. Baudens se sert de ciseaux pour couper l'attache des muscles.

Les autres opérateurs se servent du bistouri. Voilà ce qui donne à M. Baudens le droit de faire une leçon dans laquelle il parle de trois opérations de bégaiement *faites par son procédé*.

Il faut être juste envers tout le monde, il faut laisser à M. Baudens ce qui lui appartient. Dans l'histoire de l'opération faite pour guérir le bégaiement, M. Baudens a substitué les petits doigts d'un aide aux crochets obtus de Dieffenbach , et il a remplacé le bistouri de M. Velpeau par les ciseaux ! ! !

Nous avons à examiner une œuvre plus grande, et dont on ne peut encore mesurer l'étendue de l'application. La

chirurgie allemande, dominée depuis quinze ans par Dieffenbach, vient encore de nous envoyer une de ces créations
qui étonnent d'abord, qui font crier à l'impossible, et qui
sont repoussées par les hommes que l'on nomme prudents.

Dieffenbach a publié une lettre adressée à l'Institut de
France, dans laquelle il décrit trois opérations différentes
pour guérir le bégaiement. Ce travail porte un cachet
d'originalité si remarquable, qu'après l'avoir lu on reste
étonné, et l'on se demande ce qu'il faut le plus admirer
dans le génie de cet homme, ou la grandeur de la concep-
tion, ou l'audace de l'exécution. C'est qu'en effet il ne s'agit
de rien moins que de couper la langue en deux parties.
Mais suivons-le dans ses développements.

Dieffenbach pense d'abord à changer l'innervation de la
langue; et aussitôt il crée une méthode opératoire qui dé-
place les rapports des parties de cet organe.

C'est en examinant des louches qui bégayaient que cette
idée se présenta à son esprit; et impatient de voir réaliser
son rêve si brillant, il créa les trois opérations suivantes :

1° La section horizontale transverse de la racine de la
langue;

2° La section sous-cutanée transversale de la racine de la
langue avec conservation de la muqueuse;

3° La section horizontale de la racine de la langue avec
excision d'une pièce triangulaire dans toute sa largeur et
dans toute son épaisseur.

Il a déjà opéré dix-neuf personnes, et toutes lui font
espérer un résultat satisfaisant.

Ces opérations ne peuvent être mises en doute; cependant comme à Paris plusieurs chirurgiens n'ont pas hésité
à accuser de mensonge les communications du chirurgien

de Berlin, lorsqu'il s'est agi du strabisme, nous pensons devoir citer les noms des professeurs de l'école de Berlin et des médecins qui ont assisté aux opérations de Dieffenbach.

Ce sont MM. Mueller, Krause, Schœnlein, Romberg, Busse, Buehring, Jungken, etc.

MÉTHODE PAR EXCISION (1).

Le jeune homme était assis sur une chaise, la tête appuyée contre la poitrine d'un assistant. Je fis tirer la langue autant que possible, puis je la saisis dans la partie antérieure avec une pince de Musseux, de manière que les crochets de la pince pénétrassent dans les bords en serrant les branches de l'instrument. La langue fut ainsi comprimée latéralement, et son volume devint plus étroit tout en gagnant en épaisseur, deux conditions favorables à l'exécution de l'opération. Pendant qu'un des aides amenait la langue autant que possible en dehors, et un peu de côté, et que l'autre retenait en arrière avec des crochets obtus les coins de la bouche, je saisis avec le pouce et l'index de la main gauche la racine de la langue, et je la relevai en la comprimant latéralement. Cela fait, j'enfonçai la lame de mon bistouri, dont le taillant était dirigé en haut, dans la partie gauche de la racine de la langue, et après avoir fait pénétrer mon instrument jusqu'au point opposé à celui où j'étais entré, je terminai de bas en haut la section complète. Après avoir fixé le bord postérieur de la plaie avec une forte

---

(1) Je prends le texte de Dieffenbach.

suture, je saisis avec une pince munie de pointes le bord antérieur, et l'ayant comprimé latéralement, j'enlevai dans toute
l'épaisseur de la langue, de haut en bas, un morceau de
trois quarts de pouce en forme de coin. Pour cette dernière
section, je me servis d'un petit bistouri droit ; la lèvre pos-
térieure de la plaie fut, au moyen de la suture dont j'ai
parlé et d'un double crochet, amenée assez en avant pour
que je pusse recoudre. Six forts points de suture réunirent
la plaie et empêchèrent l'hémorrhagie d'autant plus sûre-
ment que j'avais eu soin de les faire pénétrer dans le fond
même de la blessure.

SECTION SIMPLE DE LA RACINE DE LA LANGUE.

On fixe la langue comme dans le cas précédent ; six fortes
sutures réunissent les bords de la plaie et suffisent pour
arrêter la perte de sang ; on traverse la langue à sa base
avec le bistouri à fistule, le tranchant dirigé en haut, et on
coupe en travers toute l'épaisseur de la langue.

SECTION SOUS-CUTANÉE DE LA RACINE DE LA LANGUE.

Je saisis la langue avec une pince de Musseux, et je la
tirai fortement en dehors de la bouche, puis j'enfonçai en
arrière dans la face inférieure un bistouri à fistule, et j'in-
cisai la racine de la langue dans toute son épaisseur, en
laissant intacte la muqueuse qui revêt la face supérieure.
La largeur de la plaie que j'avais faite en enfonçant et en
faisant ressortir le bistouri, ne parut pas dépasser celle de
l'instrument, ce qui provenait de l'extensibilité de la mu-

queuse ; le sang jaillit avec abondance des deux blessures latérales comme s'il fût sorti d'un gros tronc d'artères, et la langue se tuméfia bientôt par la masse de sang qui s'accumulait dans le vide produit par la section sous-cutanée.

Pour rétrécir cet espace, je fis une forte suture d'arrière en avant dans l'épaisseur de la langue et je fermai aussi les deux points latéraux par lesquels j'avais fait pénétrer mon bistouri.

La guérison des blessures de la langue est ordinairement complète le troisième jour ; il est prudent d'attendre le quatrième jour pour enlever les points de suture.

Dieffenbach ne se dissimule pas les dangers de cette opération. « La perte de la langue par la gangrène ou par une forte suppuration, ou même par la maladresse d'un assistant qui peut facilement la déchirer, sont autant de considérations qui demandent à être mûrement pesées, et qui, jointes à la difficulté qu'elle présente, empêcheront des opérateurs peu exercés de vouloir la tenter. »

Cette opération ne ressemble nullement à celle que nous avons faite à Paris ; son exécution et ses résultats sont différents, c'est une œuvre à part.

La nôtre agit sur quelques bègues seulement ; celle de Dieffenbach les atteint tous. La nôtre, comme je l'ai dit, est quelquefois impuissante pour détruire les tics de la face et du cou pendant le bégaiement ; celle de Dieffenbach détruit sans retour ces tristes difformités.

Enfin, comme dernière méthode, on lit dans un journal anglais : M. Jearsley, de Londres, vient de guérir vingt-six bègues en coupant les amygdales et la luette. M. Jearsley croit que le bégaiement dépend d'un état spasmodique des parties profondes de la bouche, ce qui empêche l'air de sortir des poumons en parlant.

Cette petite esquisse historique est aussi complète que possible, et cependant le lecteur ne retrouve pas un de ces petits détails que l'on découvre dans tous les tableaux de la ténotomie. M. Guérin n'a pas encore paru dans l'histoire de cette opération!!!

Cette fois nous serons privés du plaisir d'entendre répéter cette phrase devenue proverbiale : « JE L'AVAIS DIT DANS MES CONFÉRENCES. »